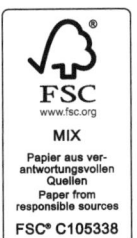

© 2019 Oostendorp, Christel

Herstellung und Verlag: BoD – Books on Demand, Norderstedt, ISBN: 9783743177628

Unter Anwendung von Universellen Gesetzen und Familienaufstellungen raus aus dem Liebeskummer

Orb Magnus und Schutzengel Najamel retten Lars aus seinem emotionalen Tief

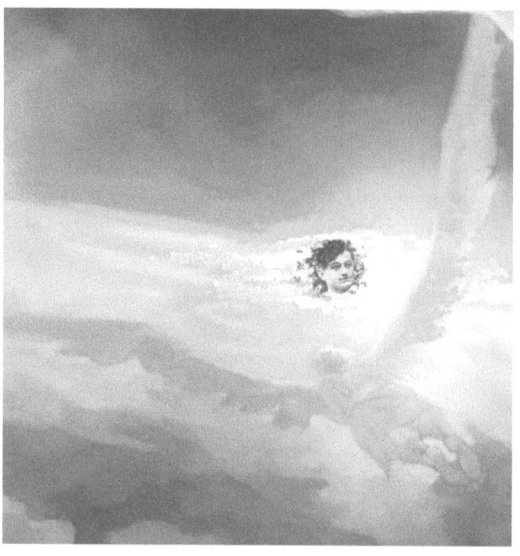

Auf anderen Wegen

Auszug aus dem Lied von Andreas Bourani

„Mein Herz schlägt schneller als deins.
Sie schlagen nicht mehr wie eins.
Wir leuchten heller allein.
Vielleicht muss das so sein…….
…… Ich geb' dich frei, ich werd' dich lieben……"

Vorwort:

Ich erzähle Ihnen eine Geschichte unter Berücksichtigung der Universellen Gesetze, um Wege aus dem Liebeskummer oder anderen Tiefs zu finden. Durch das Erzählen einer Geschichte prägen sich die Universellen Gesetze besser ein und lassen sich einfacher umsetzen.

Ein Weg ist zum Beispiel die richtige Denkweise, die man erzielen kann, wenn man die Universellen Gesetze kennt, um aus einer schwierigen Situation zu kommen oder das Aufstellen des Problems in einer Familienaufstellung. Diese Aufstellungen funktionieren durch die uns zur Verfügung stehenden Morphogenetischen Felder.

Was sind das für Felder?

Es geht keine Information eines Menschen verloren. Früher sagte man, dass alles in das „Goldene Buch Gottes" eingeschrieben wird. Heute spricht man von Morphogenetischen Feldern. In diesen Feldern sind alle Informationen eingeschrieben. Nichts geht verloren.

Der 1942 geborene Biologe Dr. Rupert Sheldrake leistete Pionierarbeit auf diesem Gebiet. Er gab dem Kind einen Namen. Eignet sich beispielsweise ein Angehöriger einer biologischen Gattung ein neues Verhalten an, wird sein Morphogenetisches Feld verändert.

Behält er sein neues Verhalten lange genug bei, beeinflusst das die "morphische Resonanz", eine Wechselwirkung zwischen allen Gattungsangehörigen. Somit befindet sich das Universum und die Morphogenetischen Felder in einem stetigen Wandel.

Ein Beispiel: Entdeckt eine Affengruppe in Afrika das Öffnen von Kokosnüssen mit einen scharfen Gegenstand, dann wird das im Morphogenetischen Feld abgespeichert und andere Affengruppen auf einer entfernten Insel haben die Möglichkeit über das Morphogenetische Feld an diese Informationen zu kommen und es umzusetzen. Das berühmteste Beispiel sind Vögel, die in Amerika begonnen haben, die Deckel von Milchflaschen aufzupicken. Die Verhaltensweise wurde beinahe zeitgleich bei Vögeln in Japan beobachtet.

Ein weiteres Beispiel: Macht ein Wissenschaftler eine bisher unbekannte Entdeckung, fließt die Erfahrung seiner Entdeckung in das Morphogenetische Feld der Menschheit ein. Forschern, die nach derselben Entdeckung suchen, wird es somit mittels des Morphogenetischen Feldes erleichtert, den Durchbruch in ihrer Forschung zu erreichen. Ende des 19. Jahrhunderts erfand Rudolf Diesel den Dieselmotor. Nur wenige Stunden später gelang Friedrich August Haselwander die gleiche Erfindung. Doch sein Patentantrag kam zu spät und Diesel wurde berühmt.

Welchen Nutzen zieht man aus diesen Feldern für das systemische Familienstellen?

Viele Menschen haben den Platz in ihrer Familie noch nicht gefunden. Sie leben oftmals unbewusst Muster, die nicht ihnen gehören und die sich immer wiederholen. Oft sind wir mit den Schicksalen der anderen Familienmitglieder verstrickt. Daraus können Krankheiten oder seelische Störungen resultieren.

Während einer Aufstellung sucht der Ratsuchende Stellvertreter aus den Anwesenden aus, die Familienangehörige vertreten sollen. Diese Stellvertreter schöpfen allein aufgrund der Kenntnis, dass sie z.B. den Bruder des Aufstellers vertreten sollen, Informationen aus diesem Morphogenetischen Feld und geben wichtige Informationen für das Lösen des Problems. Das Aufdecken von Missständen oder Familiengeheimnissen verändert das Morphogenetische Feld. Das „Goldene Buch Gottes" wird verändert. Wir alle sind mit dem Bewusstsein Gottes verbunden.

Ich bin davon überzeugt, dass Gott, Engel, aufgestiegene Meister und auch liebe Verstorbene uns zur Seite stehen, wenn wir in Trauer geraten oder krank sind. Wir müssen nur auf die Zeichen sehen und hören und erfahren Hilfe. Wir sind alle miteinander verbunden.

In meiner Geschichte erzähle ich von Magnus, einem Verstorbenen, der Menschen auf der Erde zur Seite steht und von Schutzengeln, die uns umarmen und schützen, wenn wir es benötigen. Magnus zeigt sich als Lichtkugel (ORB). Millionen von Menschen fotografieren oder Filmen in unserer heutigen Zeit Orbs, die sich von uns entdecken lassen. Sie geben uns Einblicke in die höheren Dimensionen. Sie zeigen uns, dass es mehr gibt zwischen Himmel und Erde, als wir uns vorstellen können. Es sind liebe Verstorbene, aufgestiegene Meister und manchmal Engel. Auch werden immer häufiger liebe Gefährten, wie Hunde und Pferde, in Orbs entdeckt, die sich noch einmal ihren lieben Menschen zeigen möchten. Der Gedanke des Menschen kann auslösen, dass diese Orbs sichtbar fotografiert werden können. Es kann jeder Fotoapparat oder ein Handy benutzt werden. Das Blitzlicht sollte eingestellt sein. Weitere Informationen: www.matrix-harmonia.de

Lena und Lars kennen sich schon aus der Grundschule. Ihre Liebe ist mit den Jahren gewachsen. Zuerst war es nur Freundschaft bis zu dem Tag, als die 10. Klasse auf Klassenfahrt ging. Am Lagerfeuer war auf einmal dieses Prickeln am ganzen Körper, als Lars so ganz nah bei Lena saß und auf der Gitarre spielte. Sie schauten sich an und Lars hörte für einen kurzen Augenblick auf zu spielen. Eine bestimmte Vertrautheit lag in ihren Blicken und das Verlangen nach Zärtlichkeit.

Sie entfernten sich von der Gruppe und gingen Hand in Hand den schmalen Pfad zum Dorf hinunter. Es war schön, aber irgendwie verwirrend. Jahrelang haben sie viel miteinander unternommen und nicht diese Gefühle füreinander verspürt und jetzt gingen sie Hand in Hand. Sie redeten kein Wort miteinander, gingen schweigend immer weiter und weiter, bis Lars sich vor Lena stellte und sie zärtlich küsste. Von da an waren sie ein Paar.

Jahre vergingen und beide machten nach dem Abitur eine Ausbildung. Sie schmiedeten Zukunftspläne, konnten kaum einen Tag ohne den anderen verbringen und eine Trennung wäre beiden nie in den Sinn gekommen. Doch wie bei vielen Paaren schlich sich nach Jahren eine Eintönigkeit ein. Die Schmetterlinge waren aus dem Bauch verschwunden.

Lena wurde unzufrieden mit ihrem Leben – dem Leben mit Lars. Sie hatten beide in den Jahren vergessen, dass ihre Freundschaft etwas ganz Besonderes war und nahmen sie als selbstverständlich hin. Die beiden gaben sich nicht mehr das Gefühl, das WICHTIGSTE in ihrem Leben zu sein. Lena erkannte erstmalig an Lars etwas, was ihr nicht gefiel. Es fing an sie zu nerven, wenn Lars keine Lust hatte zu einer Karnevalsfeier zu gehen, es nervte sie, dass er ein ruhiger Mensch war, der nicht viel sprach und vieles mehr. Lena fasste einen Entschluss. Sie wollte Abstand von Lars für mehrere Monate, um sich über ihre Gefühle im Klaren zu werden.

Lars hatte kaum eine Veränderung in der Beziehung wahrgenommen und war total am Boden zerstört, als Lena ihm die Entscheidung offenbarte. Da er Lena liebte, willigte er ein und musste sich täglich maßregeln, Lena nicht zu kontaktieren. Seine süße Lena nicht in seiner Nähe zu wissen und die Angst, dass sie nicht mehr zusammenfinden würden, brachte ihn dazu, wieder zu beten. Er besann sich, wie er als Kind mit Gott oder seinem Schutzengel sprach. Er besann sich, wie er diese Wärme verspürte, wenn er betete oder einfach nur einige Worten ins Universum schickte.

Er betete zum Universum, ihm die Stärke zu geben, die er benötigt, um diese Zeit zu überstehen. Da wir im Universum, von Gott, Jesus Christus, den Engeln und anderen guten Mächten gehört werden, geht ein wirklicher Hilferuf nicht verloren. Wenn wir aus tiefem Herzen das Universum kontaktieren, werden wir erhört. Das Universum kennt auch Lenas Gedanken und weiß, wie die Trennungszeit ausgehen wird. Lars Schutzengel Najamel und der Orb Magnus, der vor vielen Jahren mehrfach auf der Erde gelebt und schon vielen Menschen in der Not die richtigen Impulse zur Selbsthilfe gegeben hat, schauen nachdenklich auf Lars. Wenn ein Mensch um die Wiedervereinigung mit seiner

Liebsten bittet, diese aber ein anderes Ziel verfolgt, treffen hier zwei Wünsche aufeinander. Dann geht es nicht darum, wer die besten Verbindungen nach Oben hat, sondern wie stark der Wunsch ist und wie oft er ins Universum gesandt wird.

Außerdem kann man als Seele, bevor man auf dem Planeten Erde inkarniert ist, sich genau diesen Schmerz ausgesucht haben. Liebeskummer zu erfahren war vielleicht das Ziel. Es können aber auch Altlasten aus früheren Leben oder Familienverstrickungen genau zu dieser Trennung geführt haben.

Immer wieder betete Lars, dass sich alles wieder zum Guten wenden würde. Sein Schutzengel Najamel konnte seine Traurigkeit spüren und versuchte immer, Lars zu einigen Unternehmungen zu bewegen, um ihn aus dieser Traurigkeit zu holen. Leider konnte Lars seinen Schutzengel nicht sehen oder spüren, so dass Magnus, der schon viele Male auf der Erde gelebt hat, zur Hilfe gerufen wurde. Magnus sollte sich als Orb zu erkennen geben und mit Lars in Verbindung treten. Die

Schwingung der Engel ist höher, als die eines in einer höheren Dimension lebenden Verstorbenen und wird von einer traurigen Person schlechter wahrgenommen. Magnus und Najamel konnten in die Zukunft blicken und sahen, wenn jetzt nicht die Universellen Gesetze angewandt werden, ein böses Ende heraufbeschworen wurde. Najameh war schon bei Lars Geburt anwesend und immer zur Stelle, wenn Lars' es zuließ oder wenn Gefahr drohte, die nicht mit Lars Lebensweg in Einklang war. Najamel ist einer von unzähligen Engeln im Universum, der die Aufgabe hat, den Erdenmenschen zu unterstützen. Andere Engel haben auch andere Aufgaben, die zum Wohle des ganzen Universums dienen. Verstorbene sind nicht, wenn sie in eine andere Dimension kommen, sofort erleuchtet. Sie müssen auch in der Seelendimension dazulernen und steigen nach und nach in höhere Dimensionen auf. Manche Verstorbene – so wie Magnus – haben sich dazu entschieden, Menschen aus einer anderen Dimension heraus zu unterstützen.

Magnus hatte schon vielen Erdenmenschen geholfen und machte sich nun auf den Weg zu Lars, der in seinem Zimmer vor dem PC saß und ein Spiel spielte. Er hatte keine Lust, sich mit Freunden zu treffen oder zum Sport zu gehen. Magnus bewegte sich als Lichtkugel in Lars' Zimmer, aber Lars nahm ihn nicht wahr. Seine Gedanken waren zu düster, um höhere Energie wahrnehmen zu können. Magnus musste sich etwas einfallen lassen. Er schaffte es jedoch nicht ohne Najamel. Nur gemeinsam konnten Sie Lars erreichen. Sie vereinbarten, dass Lars in den nächsten Stunden am PC auf eine Internetseite kommen würde, wo sich Spieler eines Spiels zusammenfanden und bei Anmeldung ein Foto gefordert wurde. Najameh lenkte Lars Gedanken so, dass er irgendwann Lust empfand, ein neues Spiel auszuprobieren und kam auf diese Internetseite.

Lars nahm sein Handy und machte ein Foto von sich. Wie erstaunt war er, als er auf jedem seiner Fotos eine leuchtende Kugel entdeckte. Er sah sich die Bilder näher an und war sehr verwundert, dass er in der Kugel ein

Gesicht erkennen konnte. Auf einem Foto kam sogar aus der Kugel eine Hand, die so wirkte, als ob sie ihm zuwinkte.

Es nutzte nichts, auf jedem weiteren Foto war diese Kugel zu sehen, so dass Lars die Anmeldung erst einmal verschob. Er setzte sich auf seine Couch und dachte so über Lena und sein Leben mit ihr nach. Wieder gab er ein Stoßgebet ins Universum und bat um Hilfe. Alles sollte wieder so sein wie in der guten Zeit mit ihr. Tiefe Trauer überkam ihn und er starte auf die grau gestrichene Wand vor ihm und bemerkte, dass eine Lichtkugel sich im Zimmer vor dieser Wand schnell bewegte. Er stand auf und schaute aus dem Fenster in dem Glauben, dass jemand mit einer Taschenlampe diese Lichtspiele verursachte. Aber da war niemand. Dann hörte er in seinem Kopf: „Ich bin die Hilfe, die du gerufen hast!" Lars dachte daran, jetzt ganz durchzudrehen, wie fast jeder, der auf einmal mit dem Universum in Kontakt kommt und etwas hört oder sieht, was er bisher für unmöglich hielt. Er horchte weiter in sich hinein. „Ich bin der auf deinen Fotos, ich bin Magnus. Setz dich hin und schau genau auf die graue Wand. Wenn du wirklich möchtest, kannst du mich gleich sehen."

Lars versuchte sich zu konzentrieren, starte auf die Wand und schon bald sah er die leuchtende Kugel mit einem Gesicht darin.

„Ich werde dich lehren, wie du aus dieser Situation dein Bestes machen kannst. Ich werde dir zeigen, wie du wieder glücklich wirst, wenn du möchtest." Magnus erzählte Lars, dass er auch schon einmal auf der Erde gelebt hat und nun immer mal wieder den Kontakt zur Erde aufnimmt, um Menschen beizustehen und ihnen zu zeigen, dass es nicht schwierig ist, glücklich zu werden und auch zu bleiben. „Man muss nur die Gesetze des Universums anwenden. Aber bis dahin musst du erst noch einmal erkennen, wie du bist, wie deine Seele ist, wie der Auftrag deiner Seele ist. Dein Schutzengel Najamel wird irgendwann Kontakt mit dir aufnehmen, vielleicht über die Traumebene. Du musst dich immer mal wieder mit dieser guten Energie verbinden. In Gedanken musst du dich mit deinem Schutzengel oder dich mit mir verbinden. Nur so kannst du uns spüren, sehen oder hören. Jeder Mensch hat eine andere verborgene spirituelle Gabe. Deine ist es zu sehen und im Unterbewusstsein zu hören. Du kannst diese wiedergefundene Energie schöpferisch einsetzen. Als du vor deiner Geburt Seele warst, warst du Teil dieser Energie. Finde heraus, was deine Seele wirklich möchte. Du kannst nur für dich etwas verändern, denn Lena ist eine eigene Seele, die ihre eigenen Pläne mit auf diese Welt gebracht hat. Du darfst ihr aber in Gedanken Licht und Liebe schicken und alle guten Erfahrungen mit ihr im Herzen behalten. Von allen schlechten Erfahrungen trenn dich und lass sie los.

Setz dich mal bequem hin und schließe die Augen.

Stell dir in Gedanken vor, dass Lena in 3 Metern Abstand vor dir steht und wie ihr beide zwei Seile über Kreuz in den Händen haltet. Das Seil in der rechten Hand muss unter dem Seil in der linken Hand sein. Das in der linken

Hand – auf der Herzebene – steht für alles Gute, was euch verbindet, das in der rechten Hand für alles Ungute. Schau, wie ihr, nachdem ihr euch tief in die Augen geschaut habt, das rechte Seil zur gleichen Zeit los lasst. Höre, wie dein Inneres sagt: Alles GUTE bleibt in meinem Herzen, aber jetzt lass ich dich gehen. Najamel stand ganz dicht hinter Lars, um gute Energien walten zu lassen und tröstlich zu wirken. Der ganze Raum war erfüllt von dieser guten Energie.

Das zwanghafte Festhalten eines Menschen bewirkt nur das Gegenteil. Wenn du sie in Gedanken ziehen lässt, sind eure Seelen frei voneinander und können sich neu finden oder einen anderen Weg gehen."

Mit diesen Worten verabschiedete sich Magnus.

Lars liefen einige Tränen über die Wangen. Er ist Magnus Worten gefolgt und spürte einen tiefen Schmerz, als er Lena mit den Worten: „Und jetzt lass ich dich ziehen!" losließ. Sofort war sie vor seinem inneren Auge verschwunden. Als er sich wieder gefangen hatte, spürte er, dass der dicke Stein auf seinem Herzen verschwunden war und setzte sich wieder vor den PC, um die Anmeldung für die Spielergemeinschaft zu vollenden. Als er nun ein neues Foto von sich machte, war kein Orb darauf zu sehen. Er musste grinsen, als er an das dachte, was er gerade erlebt hatte.

Am Samstag waren es schon 24 Tage ohne Lena. Lars strich jeden Tag am Kalender ab und sehnte das Ende der drei Monate herbei. Immer wieder stellte er sich vor, dass sie wieder zusammenkämen und alles wäre wie früher. Ein Freund überredete Lars, mit ihm doch zum Sport zu gehen und nachher noch ein Bierchen trinken. Lars hatte keine Lust darauf – aber der Freund ließ nicht locker. Bei der Fitness fühlte sich Lars schon etwas besser, es war eine gute Ablenkung. Danach gingen beide noch in eine kleine Kneipe zu einem Bier. Hier kamen Lars wieder düstere Gedanken, wenn er Paare an Tischen ansah. Lena fehlte ihm sehr. Zwar war dieser riesige Stein vom Herzen verschwunden, aber eine große Einsamkeit breitete sich immer mehr aus. Nach dem 2.

Bier ging Lars nach Hause. Er legte sich auf die Couch vor den Fernseher und schlief nach kurzer Zeit ein. Lars träumte selten und schon gar nicht sowas, was er da zu spüren bekam. Eine freundliche Gestalt, die Lars nicht richtig erkennen konnte, nahm ihn mit auf eine Reise ins Universum. Es war Najameh, der Schutzengel. Er wollte Lars etwas zeigen. Lars sah sich in einer anderen Gestalt auf einer Pferdekutsche und neben ihm saß eine Frau. Diese Frau sah nicht aus wie Lena, aber er spürte, dass sie es war. Er hatte Einblick in ein früheres Leben. Die Pferdekutsche hielt an einem kleinen Bauernhaus an und beide gingen in dieses Haus. Es war das Haus der beiden. Dann wechselte das Bild und Lars erblickte sich im Bett mit einer anderen Frau. Er fühlte sich sehr hingezogen zu dieser Frau und hörte sich sagen: „Ich werde meine Frau verlassen und mit dir nach Amerika auswandern!" Du wirst in ihrem Namen reisen und in Amerika sind wir dann Mann und Frau. Eine Gestalt, die er nicht genau erkennen konnte, tauchte nah vor seinem Gesicht auf und sagte: „Lars, du hast Lena in einem früheren Leben verlassen und ihr habt euch in diesem

Leben wieder zusammengefunden, um es jetzt richtig zu machen. Vertrauen, Liebe und Harmonie habt ihr euch zusammen vorgenommen. Lena spürt in diesem Leben, dass irgendetwas mit dir nicht stimmt. Sie spürt etwas aus dem alten Leben." Den Rest der Nacht träumte er nicht mehr, aber warf sich immer wieder unruhig im Bett hin und her. Als er erwachte, wusste er nichts mehr von dem Traum, bis er das Radio anschaltete und er einen Bericht über frühere Leben hörte. Da fiel ihm alles wieder ein. Najamel hatte ihn dazu gebracht, das Radio einzuschalten. Eigentlich schaltet er sonst immer morgens das Fernsehen ein. Der Traum war so wahr, nicht wie ein Traum nach einem Gruselfilm. Er hat sich in jeder Situation so angefühlt, als wenn er das gerade wirklich durchlebt. Ich habe Lena in einem anderen Leben verlassen, fragte er sich, ich habe ihr wehgetan und jetzt tut sie mir weh? Wie kann ich diese Situation bereinigen? Was muss ich tun?

Er blätterte gedankenverloren in der Tageszeitung herum, ohne auch nur eine Zeile zu lesen. Lars sah nur auf die Bilder und entdeckte einen wunderschönen Sonnenuntergang. Seine Augen blieben daran hängen. Was soll ich nur tun, kam ihm wieder der Gedanke und seine Augen lösten sich von dem Sonnenuntergang und entdeckten die Zeilen darunter: Nimm dein Leben in die Hand und gib ihm eine neue Richtung durch Familienaufstellungen. Egal, ob Probleme in der Familie, mit dem Partner oder im Betrieb. Alles kann eine neue Richtung bekommen. Familienaufstellungen, darüber hatte er schon einmal etwas gehört. Sein Onkel hatte schon einmal eine Familienaufstellung für den drogensüchtigen Sohn gemacht, um zu sehen, woher diese Tendenz kommt und erst nach dieser Familienaufstellung hatte der Sohn, Lars Cousin Robert, die Kraft für eine Therapie. Robert wusste nichts von dieser Familienaufstellung, aber es zeigte sich, dass Robert eigentlich ein Zwilling war. Der Zwilling ist während der Schwangerschaft im Mutterleib verstorben und Robert hatte Zeit seines Lebens diesen Verlust nie überwunden. Diese Traurigkeit und Lustlosigkeit zogen ihn zu den Drogen hin. Erst nachdem in der

Familienaufstellung die Stellvertreter dieses erspürten, änderte sich das Verhalten Robert's Stellvertreter. Er konnte aufatmen und hatte nicht mehr diese Traurigkeit. Die Zwillinge umarmten sich und weinten in dieser Stellvertreterrolle und fühlten sich wieder vereint. Robert's Problem konnte nun gelöst werden, weil der tieferliegende Grund geklärt wurde. Lars überlegte sich, auch so eine Aufstellung für Lena und sich zu machen und griff gleich zum Telefon, um sich für seine Familienaufstellung anzumelden. Leider meldete sich nur der Anrufbeantworter. Er dachte darüber nach, wie eine Familienaufstellung für ihn wohl laufen wird. Was konnte er ändern mit dieser Methode, was würde wohl aufgedeckt werden? Hat er selbst Altlasten oder Lena? Ich werde Magnus befragen, ob eine Familienaufstellung der richtige Weg für mich ist. Kaum hatte Lars an Magnus gedacht, erschien auch schon wieder dieser Orb, die Kugel mit Magnus' Gesicht darin. „Hallo Lars", sagte Magnus zur Begrüßung und Lars erwiderte die Begrüßung und kam schnell zum Thema. „Magnus, du kennst dich bestimmt mit

Familienaufstellungen aus oder?" "Mir ist nichts unbekannt Lars," antwortete Magnus. "Es ist keine Zauberei; alles, was jemals gedacht oder gemacht wurde, ist im Morphogenetischen Feld abgespeichert. Jede Information ist jederzeit abrufbar. Wenn ein Stellvertreter für dich deine Rolle übernimmt, wirst du sehen, dass er sich wie du benimmt und Dinge kennt, die eigentlich nur du kennst. Alle Stellvertreter rufen Informationen aus diesem Feld ab, nur weil sie die Absicht haben z. B. Stellvertreter für Onkel Willi zu sein."

Lars meldete sich bei dem Therapeuten an, dessen Annonce er in der Zeitung gefunden hatte. Er musste einige Wochen warten, bis er endlich zu seinem Termin kommen konnte. 14 Stellvertreter und 2 Aufsteller waren anwesend. Es sollten also zwei Aufstellungen an diesem Abend stattfinden. Zuerst hatte eine Frau ein Problem mit ihrer Mutter zu klären und dann endlich durfte Lars sich seine Stellvertreter aus der Runde auswählen. Für sich, für seine Eltern, für Lena und für seinen verstorbenen Bruder. Er stellte die Auserwählten im Raum irgendwo auf und setzte sich wieder. Die Stellvertreter für Lena und Lars standen nah, aber abgewandt beieinander, die Eltern standen 2 Meter von den beiden entfernt zusammen und schauten auf Lars. Der verstorbene Bruder stand mit dem Rücken zu allen. Der Therapeut fragte zuerst die Mutter, wie sie sich fühle, weil sie mit hängenden Schultern dort stand. Sie sagte: „Ich fühle mich so traurig, wenn ich auf meinen Sohn schaue." Der Vater hatte ein bisschen Wut, Lars war traurig und Lena fühlte sich irgendwie zerrüttet. Ihr Blick ging von einer Person zur anderen, unschlüssig auf wen sie schauen sollte, auch war sie unruhig und wollte gern umherlaufen. Der verstorbene Bruder fühlte sich ausgegrenzt und nicht gesehen. Er war auch traurig, in Vergessenheit geraten zu sein. Die Eltern mussten ihm sagen, dass es ihnen leid täte, ihn aus dem Gedächtnis verdrängt zu haben, weil die Erinnerung an seinen Verlust so schmerzlich ist. Daraufhin dreht sich der verstorbene Bruder um und lächelte die Eltern freudig an. Bei Lars zeigte sich eine Reaktion, er wollte seinen Bruder umarmen und ging zu ihm. Von diesem Platz aus konnte er Lena besser sehen, die jetzt auch ihren Blick fest auf Lars fixiert hatte und ruhiger wurde. Die Eltern stellten sich hinter Lars und den verstorbenen Bruder. Der Vater sagte seinen Söhnen: „Jetzt bin ich da und stärke euch den Rücken. Ich gebe euch all das Männliche, das ihr benötigt." Die Mutter sagte: „Jetzt bin ich da und sehe euch beide. Es tut mir leid, ich wusste es nicht besser." Lars sagte Lena, dass er sie liebe und Lena sagte ihm: „Du hast einen festen Platz in meinem Herzen. Ich fühle aber etwas, was mich unruhig macht." Lars sagte: „Ich habe dich in einem früheren Leben verlassen, das tut mir leid". Der Therapeut ließ Lena und Lars zwei Seile in die Hand nehmen. Das rechte Seil lag unter dem linken Seil. Das linke Seil auf der Herzensebene sollte alles Gute darstellen, was Lena und Lars verbindet. Das rechte Seil alles das, was sich an Negativem angesammelt hat. Auf drei sollten beide das rechte Seil loslassen und nur noch mit allem GUTEN verbunden sein. Sie lächelten sich an und die Aufstellung war beendet. Lars hatte nunmehr die Hoffnung, einen Neubeginn mit Lena starten zu können. In Gedanken hatte er die Zeremonie mit den Seilen schon einmal durchdacht. Aber jetzt in der Aufstellung bekam die Angelegenheit noch einmal Nachdruck.

Thema der Aufstellung war der verstorbene Bruder, der von allen vergessen war, der fehlende Rückhalt der Eltern, die fehlende Männlichkeit die von Generation zu Generation weitergegeben wird und das frühere gemeinsame Leben von Lena und Lars. All diese Themen haben in das Leben der beiden hineingewirkt und Störung gebracht.

5 Tage nach der Aufstellung traf Lars in der Stadt auf Lena. Sie wollte gerade ihr Auto einparken. Lars blieb stehen und wartete bis sie ausstieg. Er war voller Freude sie zu sehen. „Hallo Lena" sagte er zu ihr und streichelte ihr kurz über die Wange. Lena sah Lars erstaunt an, lächelte und fragte ihn, was er gerade jetzt um diese Zeit in der Stadt wolle. Lars hatte einen Tag Urlaub und wollte zum Frisör. Lena hatte Mittagspause und etwas zu erledigen. „Ich wünsche dir noch einen schönen Urlaubstag" sagte Lena und verschwand in der Menge.

Lars pustete aus und die Freude machte Platz für das seltsame Gefühl des Verlustes, nicht so stark wie am Anfang, aber merklich spürbar. „Wird schon", sagte er sich selbst und ging zum Frisör.

Magnus hatte sich die Begegnung im Hintergrund angesehen und freute sich, dass Lars so reagierte. Auf dem Weg nach Hause sprach Magnus Lars noch einmal an. „Hallo Lars, bedenke, dass jede Seele den eigenen Weg geht und wenn es so sein soll, werden Lena und du wieder ein Paar. Du hast die Last des verstorbenen Bruders abgelegt und mit Lena zusammen alles Negative abgelegt. Wenn du ein Aufleben eurer Beziehung möchtest, dann stell dir vor, dass ihr im Jetzt wieder zusammen seid. Stell dir vor, dass ihr harmonisch zusammenlebt. Damit machst du im Morphogenetischen Feld ein neues kleines Feld der Liebe auf und wenn es mit Lenas Lebensweg konform gehen sollte, dann werdet ihr wieder einen Weg finden. Sollte Lenas Lebensweg aber anders aussehen, dann akzeptiere es, weil ihr sonst nicht glücklich miteinander werden könnt."

Lars sagte kein Wort mehr zu Magnus aber handelte so, wie ihm aufgetragen, indem er sich vorstellte, dass Lena und er wieder ein Paar sind und harmonisch miteinander umgehen. Er stellte sich bildlich vor, wie er diese Begebenheit ins Morphogenetische Feld setzt und aktiviert. Jeden Abend vor dem Einschlafen und jeden Morgen nach dem Aufwachen sah er dieses Bild. Das Feld im Morphogenetischen Feld wurde immer größer und größer.

Lena hatte nach acht Wochen Trennung von Lars einen anderen jungen Mann kennengelernt. Irgendetwas hielt sie jedoch davon ab, intim mit diesem Mann zu werden. Nicht, dass er nicht ein sehr interessanter Typ war, nein, ganz im Gegenteil. Lena musste in der letzten Zeit immer öfter an Lars und ihre gemeinsame Zeit denken. Alles Negative war verblasst, nur das Positive sah sie noch und sehnte sich auch ein bisschen nach der alten Zeit.

Ihr kleines Feld im Morphogenetischen Feld wurde durch diese Denkweise auch immer größer.

An einem Samstag im Juli fand eine Geburtstagsfeier eines gemeinsamen Freundes statt. Beide waren eingeladen und wussten davon. Lena überlegte, ob sie überhaupt dort hingehen und ihren neuen Freund mitnehmen sollte. Da dieser aber kein Interesse hatte, jetzt schon nach ihrer kurzen gemeinsamen Zeit die Freunde Lenas kennenzulernen und evtl. noch Lars zu begegnen, bat er Lena darum, dort nicht hinzugehen. Für Lena war das aber kein Thema, sie wollte auf ihren Freundeskreis nicht verzichten. Also ging sie allein zur Party.

Magnus begleitete Lars auf die Party und hielt sich im Hintergrund. Lars und Lena begrüßten sich freundlich und gingen dann auf der Party erst einmal eigene Wege. Lars, der nicht gerne tanzt, forderte eine gute Bekannte zum Tanz auf und beide wirbelten über die Tanzfläche. Lena konnte ihre Augen von den beiden nicht abwenden. Magnus drängte Lars dazu, nach einigen

Tänzen mit der guten Bekannten Lena aufzufordern zu ihm auf die Tanzfläche zu kommen. Lena kam und sagte: „Seit wann sieht man dich denn auf Tanzflächen?" „Oh", meinte Lars, es hat sich so einiges verändert und lächelt Lena an. An dem Abend kamen sich Lars und Lena wieder etwas näher. Das Eis war gebrochen.

Da Engel sich gern dort aufhalten, wo gute Energien fließen, wo Menschen tanzen oder singen, war auch Najamel anwesend. Er bewegte sich beim Takt der Musik und als Lena und Lars zusammen die Party verließen, ging er hinter ihnen her. Immer wieder flößte er Lars die Worte ein: „Nimm sie an die Hand", bis Lars es irgendwie wahrnahm und Lena anfasste. Najamel fasste Lena an die Schulter und gute Energien flossen durch ihren Körper. Sie sagte: „Lars, es ist schön, dass du da bist" und er lächelte sie an und streichelte ihr nur über die Wange. Er dachte aber: Ich werde dich niemals verlassen, jetzt nicht und in keinem anderen Leben. Irgendwann würde er ihr von ihrem gemeinsamen Leben in einer anderen Zeit erzählen. Lars brachte Lena nach

Hause. Vor der Tür nahm er sie zum Abschied zärtlich in den Arm und küsste sie auf die Wange. Fast hätte Lena Lars gefragt, ob er noch mit reinkommen wolle. Dann kam ihr aber der Gedanke, dass beide etwas getrunken hatten und die Gefühle füreinander vielleicht ein bisschen vernebelt sein könnten.

Lena sagte am nächsten Tag die Verabredung mit ihrem neuen Freund ab mit der Ausrede, dass sie sich noch von der Party erholen müsse. Immer wieder hatte sie Lars vor Augen. Er kam ihr so verändert vor. Was war geschehen? Sie dachte, dass sie keine Gefühle mehr für ihn hätte, aber so war es nicht. Lars war total verwirrt, aber zuversichtlich. Er rief Lena am nächsten Tag nicht an. Er wollte ihr die Zeit geben, die sie evtl. noch benötigte. Nach drei Monaten kam es auf eine Woche mehr oder weniger nicht an. Zum nächsten Wochenende wollte er sie zum Essen einladen.

Najamels und Magnus Aufgaben waren erfüllt. Jetzt mussten Lars und Lena das Beste daraus machen. Hätte Lars nicht um Hilfe gebeten, wäre alles anders ausgegangen. Durch die Frage nach Hilfe, wurde ihm der Weg gezeigt, wie er zu denken hatte, welche Universellen Gesetze er anwenden musste, um die Hinweise aufzunehmen. Die Familienaufstellung hat Altlasten aufgelöst und Lena konnte Lars anders sehen, obwohl sie nichts über diesen Vorgang wusste. Es wurden neue Informationen ins Morphogenetische Feld geschickt und alte gelöscht. Unstimmigkeiten wurden durch die Familienaufstellung gelöst und die heilenden Energien des Universums haben Lars die Traurigkeit genommen, um so zu neuen Taten schreiten zu können.

Die 7 wichtigsten Universellen Gesetze:

Die Universellen Gesetze Weisheit, Heilung, Zuversicht, Liebe und Freude werden wir erfahren, wenn wir die Gesetze erkennen und anwenden. Folgende sieben Gesetze möchte das Universum (Gott, Christus, Engel, aufgestiegene Meister etc.) uns wieder ins Gedächtnis rufen:

1. Das Gesetz des Geistes:
   Die Quelle aller Schöpfung ist reines Bewusstsein, ein unendlicher Schöpfergeist in jedem Lebewesen. Wir erschaffen unser Leben, wir sind, was wir denken. Lars hat seine Gedanken auf den positiven Ausgang der Situation gerichtet. Der Mensch erschafft durch seine Denkweise Veränderung.

2. Das Gesetz des Ausgleichs:
   Harmonie zu erzeugen und eine ausgeglichene Situation herstellen. Geben und Nehmen gehören zusammen. Es sind die beiden

entgegengesetzten Pole vom Energiefluss, die sich ausgleichen. Eine Person darf emotional nicht auf Dauer viel mehr in eine Waagschale legen, als die andere Person.

3. Das Gesetz des Karmas:
Handlungen haben Ursachen und Wirkungen und erzeugen gutes oder schlechtes Karma. Das Karma wird dann in diesem oder im nächsten Leben abgearbeitet. Jede Handlung bleibt im Gedächtnis des Universums. Lena und Lars müssen ein Unrecht aus einem früheren Leben in diesem Leben positiv erledigen.

4. Das Gesetz der Resonanz:
Gleiches zieht Gleiches an. So wie ich mich verhalte, so verhält sich mein Gegenüber. Gedanken, die ich aussende, gehen in Resonanz mit den Wünschen der oder mit den Menschen, an die ich denke. Habe ich den Gedanken, eine Gemeinschaftspraxis zu eröffnen, dann gehen die

Gedanken in Resonanz mit dem Wunsch eines Menschen, der auch eine Gemeinschaftspraxis eröffnen möchte, und man findet zusammen. Sende ich gedanklich Frieden in die Welt, dann treffen die Gedanken der Menschen zusammen, die sich auch Frieden wünschen und das Feld Frieden im Morphogenetischen Feld wird immer größer. Auch trifft man immer öfter auf Menschen, die sich Frieden wünschen. Leider ist das aber auch genauso mit den Menschen, die sich Streit und Krieg wünschen.

5. Das Gesetz der Übereinstimmung:
Wie es im Himmel ist, so ist es auch auf der Erde. Was im Kleinen gilt, gilt auch im Großen, innen wie außen. Du kannst darum das Große im Kleinen und das Kleine im Großen erkennen. Und so, wie du innerlich bist, denkst und fühlst, erlebst du auch deine Außenwelt, und die von dir erlebte Außenwelt entspricht immer dem, was du selbst innerlich bist:

Bist du in Harmonie mit dir selbst, bist du gleichermaßen in Harmonie mit der Außenwelt. Wenn du dich veränderst, verändert sich alles um dich herum.

6. Das Gesetz der Polarität:
Alles hat einen Gegenpol. Tag und Nacht, hell und dunkel, männlich und weiblich, schwarz und weiß, laut und leise, schön und hässlich oder krank und gesund. Betont man den einen Pol, folgt zwingend der andere auf den Fuß, wie wir beim Ein- und Ausatmen ständig erfahren. Kein Pol kann ohne den anderen und sie sind gleichwertig. Wenn es die Liebe nicht gäbe, dann wüssten wir nicht, was Hass ist. Wenn es keinen Krieg geben würde, dann könnte auch kein Frieden existieren.

7. **Das Gesetz der Schwingung:**

Alles im Universum ist in ständiger Bewegung und verändert sich permanent. Alles ist Schwingung und Energie. Jedes Tun, jeder Gedanke eines Menschen bringt Veränderung im ganzen System und braucht seine Entwicklungszeit. Auch wir, als kleines Rädchen im Universum sind ständiger Veränderung ausgesetzt. Unsere unzähligen Zellen im Körper schwingen und sind ständiger Veränderungen ausgesetzt. Nach dem Zellbiologen Dr. Bruce Lipton können unsere positiven oder negativen Gedanken, ein Trauma oder Chemie auf unsere Zellen Einfluss nehmen. Wir können also auf unseren Körper Einfluss haben und weiter auch auf das Universum. Wir kreieren uns und das Universum.

Gedanken schweifen in eine blaue Dimension

Ich sitze am Strand
Und fühle unter mir den warmen Sand
Das Meer so blau, der Himmel so klar
Ist das alles hier wirklich wahr?
Meine Gedanken schweifen in eine andere Dimension
Und gehen ein mit anderen Seelen eine Liaison
Vor meinen inneren Augen ein wunderbares Blau
Grenzenlose Freiheit, kein innerer Stau
Mein Herz ruft nach dir
Und meine Seele weint in mir
Die Vergangenheit wird mir so nah
Und ich erinnere mich, wie es mit dir war
Mich umgeben warme Gefühle,
Und lassen mich vergessen die Kühle,
Die mich umgibt ohne dich
In der ich hab verloren mich
Der Besuch meiner Gedanken in der anderen Dimension
Verbindet unsere Seelen, ja sie gehen ein eine Liaison.
Die Einsamkeit ist vergessen für eine kurze Zeit
Drum mach auch du dich für dieses Erlebnis bereit.

Über die Autorin:

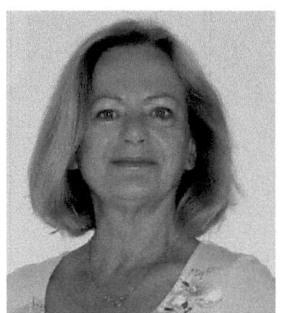

Christel Oostendorp ist 1956 in Dortmund geboren und lebt seit 1989 mit ihrer Familie in Bocholt. Sie ist als Gesundheitsberaterin mit den Schwerpunkten Matrix-Harmonia-Quantenheilung, Ausbildungen, Meditationen und Familienaufstellungen tätig.

Weitere Bücher, die veröffentlicht wurden:

Matrix-Harmonia-Quantenheilung, Die Reisen des Orb Magnus in unsere Welt, Engelbegegnungen

Weitere Informationen: www.matrix-harmonia.de